CONSIDÉRATIONS

SUR LES

CONDITIONS HYGIÉNIQUES

DE L'ISOLEMENT,

OU

COUP D'ŒIL SUR L'ASILE DE MARÉVILLE

EN 1850.

PAR L.-F.-E. RENAUDIN,

DOCTEUR ES-SCIENCES ET EN MÉDECINE, MEMBRE DE LA SOCIÉTÉ DE MÉDECINE DE NANCY, MEMBRE CORRESPONDANT DE LA SOCIÉTÉ DE MÉDECINE DE STRASBOURG, DE L'ACADÉMIE NATIONALE DE METZ, DE LA SOCIÉTÉ DES SCIENCES MÉDICALES DE LA MOSELLE, DIRECTEUR DE L'ASILE PUBLIC D'ALIÉNÉS DE MARÉVILLE (MEURTHE).

NANCY,
CHEZ A. LEPAGE, IMPRIMEUR, GRANDE-RUE (VILLE-VIEILLE), 14.

1850.

CONSIDÉRATIONS

SUR LES

CONDITIONS HYGIÉNIQUES

DE L'ISOLEMENT,

OU

COUP D'ŒIL SUR L'ASILE DE MARÉVILLE

EN 1850.

PAR L.-F.-E. RENAUDIN,

DOCTEUR ES-SCIENCES ET EN MÉDECINE, MEMBRE DE LA SOCIÉTÉ DE MÉDECINE DE NANCY, MEMBRE CORRESPONDANT DE LA SOCIÉTÉ DE MÉDECINE DE STRASBOURG, DE L'ACADÉMIE NATIONALE DE METZ, DE LA SOCIÉTÉ DES SCIENCES MÉDICALES DE LA MOSELLE, DIRECTEUR DE L'ASILE PUBLIC D'ALIÉNÉS DE MARÉVILLE (MEURTHE).

NANCY,
CHEZ A. LEPAGE, IMPRIMEUR, GRANDE-RUE (VILLE-VIEILLE), 14.
—
1850.

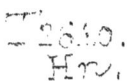

CONSIDÉRATIONS

SUR LES CONDITIONS HYGIÉNIQUES DE L'ISOLEMENT,

OU COUP D'OEIL

SUR L'ASILE DE MARÉVILLE EN 1850.

I.

Les améliorations introduites depuis un an dans le régime intérieur de cet asile, ont concouru à mieux faire comprendre tout ce qu'on peut attendre de cette institution. Les progrès accomplis en appellent d'autres dont l'appréciation dépend de la connaissance des conditions d'existence de Maréville et des éléments qu'il nous présente pour le succès de la mission philanthropique qui nous est confiée. Cette notice a pour objet l'exposition sommaire des données principales de cette importante question.

II.

Maréville est certainement l'asile le plus important, non seulement en raison du chiffre de sa population, qui s'accroît chaque jour, mais encore par la circonscription que les circonstances lui ont assignée. Cinq départements y envoient leurs aliénés indigents, et les familles y rencontrent pour leurs malades des garanties sur lesquelles repose la confiance dont nous avons chaque jour de nouvelles preuves. Institution d'un intérêt aussi général, cet asile a nécessairement des obligations beaucoup plus étendues que si son action était restreinte au seul département de la Meurthe, et son organisation ne saurait être envisagée au même point de vue que celle d'un hospice ordinaire.

Si cette extension impose des devoirs, elle a surtout de nombreux avantages, que l'expérience nous révèle chaque jour. Il existe, dans une population ainsi constituée, des éléments plus complets d'une organisation régulière de tous les services. C'est un centre d'études et d'observations variées qui ne peut que profiter à l'avancement de la science. Les éléments de production y sont plus multipliés et peuvent y être mis en œuvre avec plus de facilité. L'asile n'est jamais dans le cas d'imposer au département aucun de ces sacrifices imprévus si fréquents dans les autres services publics, parce qu'il vit d'une existence qui lui est propre, et que, dans la constitution de ses ressources, la loi n'a rien laissé à l'imprévu. C'est dans un grand établissement que les classifications peuvent être établies d'une manière plus parfaite; c'est là qu'on peut donner à chaque service une homogénéité qui en assure la régularité, et c'est là seulement qu'on peut allier les soins les plus complets avec les règles d'une sage économie. Maréville renferme huit cents malades. C'est sur ce chiffre que sont basées nos appréciations (1).

(1) Outre les aliénés entretenus au compte des départements, l'asile de Maréville admet quatre classes de pensionnaires, dont le prix de pension est fixé ainsi qu'il suit :

1re classe, 1 f. 10 c. par jour, ou 401 f. 50 c. par an.
2e classe, 1   45   Id.   ou 529   25
3e classe, 2   »»   Id.   ou 730   »»
4e classe, 2   75   Id.   ou 1003 75

III.

Si le placement d'un aliéné dans un asile est souvent une mesure de sécurité publique, il a surtout pour objet de l'isoler des causes qui ont produit ou qui entretiennent son affection. Le malade ne doit quitter sa famille que pour trouver un milieu capable d'exercer sur lui une salutaire influence ; l'asile devient donc ainsi un élément essentiel de traitement, non seulement par l'assistance médicale qu'il fournit, mais principalement aussi par les influences hygiéniques dont il entoure le malade.

Si l'organisation d'un établissement de ce genre emprunte aux prescriptions administratives la régularité de la forme, c'est la science psychiatrique seule qui en donne l'esprit et qui les approprie au but de l'institution. Aussi, le problème difficile de la direction de cette institution est-il nécessairement ramené aux termes suivants : étant donnée une série d'indications précises, déterminer les moyens propres à les remplir.

IV.

La situation de l'asile présente d'excellentes conditions ; abrité à l'ouest et au nord, exposé principalement au sud et à l'est, Maréville est à l'extrémité d'une vallée dont il occupe la partie la plus élevée. Les nombreux accidents de terrain qui résultent de cette situation, lui donnent un aspect pittoresque, dissimulent l'irrégularité du plan d'ensemble, et font même tourner cette irrégularité apparente au profit de la beauté du point de vue dont on jouit de tous côtés. Le travail de l'homme n'a donc qu'à suivre la voie tracée par la nature.

C'est d'après ce principe qu'ont été entrepris et dirigés

les travaux de terrassement qui ont opéré une véritable transformation dans les dispositions intérieures de l'établissement. Aux préaux arides et nus succèdent des jardins accidentés; bornée jusqu'alors par des murs élevés, la vue s'étend maintenant sur toute la vallée de la Meurthe. Le malade, embrassant d'un seul coup d'œil le vaste et beau paysage qui se déroule devant lui, oublie que son habitation est limitée et qu'il est privé, dans son intérêt, d'une liberté dont il ne saurait faire usage. Au lieu d'être confiné dans un étroit espace, où l'encombrement venait ajouter à ses souffrances, il peut, dans les vastes jardins qui sont l'ouvrage de ses mains, donner cours à son activité régularisée par le travail et modérée par le bien-être dont on cherche à l'entourer.

Si nous avons par intervalles l'excitation maniaque, nous n'observons plus la fureur ; nous trouvons la raison de ce changement favorable dans les nouvelles conditions du milieu où sont placés nos malades. La dissémination a été substituée à la concentration ; à une existence exceptionnelle a succédé une vie normale, et la décoration du site est devenue, à l'insu de tous, un puissant élément de discipline. Oter à la séquestration tout ce qu'elle peut présenter de prénible, était la première indication à remplir ; elle a été l'objet de nos premières méditations, et les résultats obtenus indiquent l'efficacité des moyens mis en usage.

V.

Il ne suffit pas d'embellir le site, il faut en outre rendre l'habitation commode, plusieurs conditions sont indispensables pour satisfaire à cette indication essentielle. On n'a plus besoin de donner aux constructions ces dispositions exceptionnelles où l'on marchandait aux malades l'air, la lumière et l'espace qu'il faut au contraire leur prodiguer. L'asile d'aliénés n'est autre chose qu'une habitation ordinaire, mieux tenue que bien des habitations, et rapprochant le plus possible les malades des habitudes d'une vie normale, prêchant sur tous les murs l'ordre et la régularité, inspirant dans ses moindres détails le sentiment des convenances, et réprimant sans contrainte les écarts de l'excentricité délirante. En posant ce principe fondamental j'ai fait nécessairement le procès à la réclusion cellulaire, désormais abandonnée à Maréville comme inutile et comme nuisible. Plus de cent vingt cellules ont disparu depuis un an, et nous voyons maintenant huit cents malades se mouvoir avec la plus entière liberté, sans trouble et sans confusion, en l'absence d'un moyen de répression dont on n'avait pas osé jusqu'alors proposer la suppression absolue. L'expérience est concluante aujourd'hui en faveur d'une réforme que tous nos confrères se hâteront certainement de réaliser partout.

VI.

La vie commune n'est possible qu'autant que l'habitation remplit une autre condition essentielle. Je veux parler de la classification méthodique de nos malades. Il est des positions qu'il ne faut pas confondre, il est des affections qu'il faut isoler des autres, et l'ordre ne peut être obtenu qu'autant qu'on respecte certaines règles dont l'expérience journalière fait sentir toute l'importance.

Les épileptiques et les gâteux sont deux catégories à part qui exigent chacune un quartier distinct. Cette amélioration urgente a été réalisée cette année. Il faut aux pensionnaires placés par les familles une habitation séparée qui, simple et confortable, leur rappelle les habitudes de leur éducation, et dont les dispositions servent, en quelque sorte, de régulateur à l'instinct de leur délire. Les affections incidentes, les constitutions débiles, la caducité sénile ne doivent pas rester mêlées au mouvement général de l'asile, et nous devons nécessairement leur consacrer une infirmerie à part. Enfin notre classification se trouve complétée par les quartiers destinés aux convalescents, aux aliénés tranquilles et à ceux qui, par leur turbulence ou leur indocilité, peuvent devenir parmi les autres une cause de trouble et de désordre. Il ne faut pas non plus oublier de ménager aux malades qui en ont besoin les moyens d'éviter le bruit et de goûter momentanément le repos de la solitude tel que nous le concevons pour nous-mêmes quand nous souffrons ou quand nous voulons nous remettre d'une émotion trop vive ou d'une excitation trop prolongée.

Les projets soumis en ce moment à l'autorité supérieure sont destinés à réaliser prochainement toutes les conditions de ce programme. C'est en spécialisant les catégories qu'on assure l'uniformité de la discipline, et que chaque quartier finit, tôt ou tard, par perdre la physionomie extérieure du genre d'affection auquel il est destiné. Cette classification, fondée sur les convenances et les idiosynchrasies individuelles, est plus que tout autre favorable au traitement des malades, et l'ordre qui s'introduit chaque jour davantage dans les habitudes de l'asile témoigne en faveur des avantages qu'elle présente.

VII.

C'est l'étude comparée du terrain dans ses rapports avec les exigences scientifiques qui fournit les principes du plan général, répondant non seulement aux besoins actuels, mais rattachant encore les constructions existantes aux prévisions de l'avenir le plus éloigné. Traduction intelligente d'un programme longtemps médité et mûrement examiné, tant par la Commission de surveillance que par M. l'inspecteur général, ce plan a été dressé par MM. Genay et Corrard, qui se sont parfaitement identifiés avec toutes les indications de ce service. C'est après en avoir discuté minutieusement toutes les parties que nous l'avons soumis à l'appréciation de l'autorité supérieure. Chaque ligne y a sa raison d'être, déduite d'indications précises, soit en ce qui concerne les rapports des diverses sections entre elles, soit au point de vue des services généraux qui ont leur importance au milieu de détails aussi nombreux. Tout en établissant une certaine régularité, nous n'avons rien voulu perdre de ce que le site nous présente de pittoresque ; ce n'est point un monument que nous avons recherché, mais une habitation simple et commode, où le style de l'architecture est en parfait rapport avec la situation champêtre de l'asile. Nous l'avons déjà dit, et nous ne saurions trop le répéter, rien n'est indifférent au point de vue de l'hygiène, et les services généraux eux-mêmes méritent une attention spéciale sous ce rapport. Qui pourrait méconnaître l'influence sur la santé générale du mode de préparation des aliments et de leur cuisson. Tout le monde comprend tout ce qu'il faut d'ordre et de régularité dans un service aussi important, et il suffit de se rendre compte des besoins d'une population comme la nôtre pour entrevoir tous les inconvénients qui pourraient résulter de l'insuffisance du matériel de la cuisine. La plus ou moins grande facilité de renouveler le linge, le mode de lessivage, la quantité et le renouvellement des eaux intéressent au même degré l'hygiène et l'économie. Aussi est-il facile de concevoir comment la construction d'une buanderie est venue se placer presque en première ligne parmi les besoins les plus pressants. La construction d'une étable, d'une porcherie, de magasins se justifie encore par des considérations d'un égal intérêt. Enfin, envisageant le plan général dans son ensemble, on remarque que ces diverses améliorations reconnues indispensables dans le présent seront productives dans l'avenir, et satisferont ainsi à une double indication économique et humanitaire.

Sur un terrain aussi étendue et aussi accidenté, le système de la viabilité intérieure mérite une attention particulière, soit pour faciliter les communications, soit pour rendre la surveillance plus efficace, soit pour préserver les malades des accidents auxquels leur délire peut les exposer. Des travaux considérables sont en cours d'exécution pour remplir ces indications essentielles, et l'époque n'est pas éloignée où le service ne laissera rien à désirer sous ce rapport.

Dans les dispositions intérieures d'un asile, tout concourt, de près ou de loin, au traitement moral ; l'ordre et la propreté dont on entoure les malades les rend conservateurs de ce bien-être auquel ils ont contribué, et ces mesures de salubrité publique sont un élément de discipline d'autant plus efficace que leur action est plus inaperçue.

VIII.

L'asile de Maréville reçoit les aliénés des deux sexes. Il en résulte la nécessité d'obéir, dans le plan général, à certaines exigences provenant des différences que présente chacune de ces divisions. Chacune, suivant ses aptitudes, prête aux services généraux e concours qui contribue tant à une économie bien entendue, qu'à étendre le bien-être. Mais la séparation n'en doit pas moins être complète. Chaque division doit former, en quelque sorte, un établissement à part, qui a sa physionomie propre, son organisation spéciale et ses moyens disciplinaires appropriés à des habitudes aussi diverses que les idiosynchrasies. Les services généraux ont donc dû être placés dans une position centrale et sur un terrain neutre. Ils doivent être isolément accessibles et présenter une viabilité neutre qui en est le point d'intersection en même temps que la démarcation. C'est à ces conditions que l'admission des deux sexes dans un asile présente des avantages incontestables, tant au point de vue de l'étude que sous le rapport économique.

IX.

L'asile de Maréville qui se trouve maintenant dans une période où son organisation tend à se compléter, ne saurait être assimilé aux anciennes renfermeries. En même temps qu'il consomme, l'aliéné doit être mis à même de produire. La culture de vastes jardins doit fournir les moyens de dépenser son activité maladive en même temps qu'elle lui procure une nourriture saine et abondante. Les sœurs avaient autrefois parfaitement compris cette nécessité; l'asile profite aujourd'hui du résultat de leurs persévérants efforts. Il importe de continuer cette œuvre d'agrandissement progressif, si l'on veut que l'asile présente pour le traitement des malades des moyens en rapport avec l'accroissement progressif de leur nombre. L'exploitation agricole est aujourd'hui un élément nécessaire dans l'organisation d'un asile, c'est un moyen thérapeutique aussi indispensable que les remèdes les plus usuels; partout il y a une tendance marquée à l'étendre, et Maréville ne saurait rester en arrière du progrès que nous observons dans d'autres asiles moins importants. C'est une question d'économie aussi bien que d'hygiène physique et morale, dont la solution ne peut rester un seul instant douteuse.

X.

Parallèlement à ces conditions matérielles du milieu dans

lequel doivent vivre nos malades, nous devons nécessairement placer celles qui régissent l'organisation du personnel administratif et médical ; c'est lui qui dirige, coordonne et surveille l'action harmonique de ces éléments hétérogènes, qui fait régner l'ordre là où les causes de désordre sont les plus multipliées, et qui montre à tout instant la toute puissance de la raison sur ceux que la maladie a soustraits à son pouvoir tutélaire.

En définissant les éléments de cette organisation, en délimitant les attributions et en établissant leurs rapports réciproques, la loi n'a pu qu'indiquer le but à atteindre et formuler d'une manière générale les moyens qui doivent y conduire. Il faut qu'elle ne soit pas une lettre morte pour ceux qui sont chargés de l'exécuter ; il faut qu'ils se pénètrent bien de son esprit et qu'ils comprennent parfaitement que cette diversité d'attributions loin d'être destinée à créer un antagonisme déplorable, doit constituer au contraire une résultante de forces convergeant vers le même but : la prospérité de l'institution fondée sur l'amélioration physique et morale des malades.

C'est sur le terrain de la science médicale que cette action harmonique s'organise, et l'unité de vues résulte nécessairement de la connaissance exacte du mal qu'il s'agit de soulager ou de guérir. Il faut au Directeur et au médecin une langue commune. Il faut que le premier fasse pour l'ensemble ce que le second réalise pour chaque individualité, et qu'il y ait un principe commun pour la police générale et pour la police personnelle des malades. Il faut donc que ces deux fonctionnaires se complètent l'un par l'autre, et que l'action de l'un commence où celle de l'autre s'éteint, sans qu'il y ait jamais lacune ou changement de route. Il faut que les individualités s'effacent devant les principes de la science qui préviennent les conflits, fortifient l'autorité en lui servant de base et ramènent toutes les questions à celles du diagnostic et du traitement. Indiquer ces principes c'est faire connaître en même temps qu'ils sont ceux de la direction actuelle. C'est sous leur influence qu'ont été réalisées des améliorations longtemps désirées ; ce sont eux qui ont communiqué au service l'impulsion dont tout le monde constate aujourd'hui les bons résultats, et c'est encore sur eux que repose la certitude du progrès à venir.

XI.

De même que pour les dispositions matérielles, il existe pour l'organisation du personnel des indications précises qui en déterminent la composition. C'est en les suivant qu'on arrive à une formule exacte des rapports qui doivent exister entre ces divers éléments.

Le malade est le pivot autour duquel viennent se grouper tous les services ; c'est pour lui qu'ils fonctionnent, et c'est son intérêt individuel confondu dans l'intérêt collectif de l'institution qui sert de base au cadre de cette organisation. C'est pour garantir les droits de l'aliéné que la loi de 1838 a réglé les conditions de l'admission du séjour et de la sortie, et prescrit au directeur ainsi qu'au médecin les formalités à remplir pour légaliser une situation exceptionnelle justifiée par la spécialité de l'affection. C'est pour assurer la stabilité de l'institution par la stricte exécution des lois et règlements que les gestions financière et économique sont soumises à des règles précises dont elles ne peuvent pas s'écarter. C'est encore dans l'intérêt du malade que la loi a multiplié toutes les garanties de contrôle sur la marche du service ; commission de surveillance, intervention de l'autorité judiciaire, contrôle direct de l'autorité administrative sur tous les actes de gestion, rien n'a été négligé pour établir une tutelle efficace. Cette sollicitude du législateur indique ce qu'il faut faire pour compléter son œuvre suivant l'esprit des principes qu'il a posés.

La composition du personnel se déduit donc de la situation du milieu dans lequel on a placé les malades, du nombre de ces malades, du traitement physique et moral auquel ils sont soumis, du degré de liberté dont ils jouissent, de la classification établie entre eux, des occupations auxquelles on les applique et du mode de surveillance qu'on exerce sur eux. Le nombre et l'importance des actes de gestion, l'étendue des bâtiments ainsi que les besoins des services généraux viennent compléter la série des indications dont il faut tenir compte pour la solution de cette question qu'on ne saurait évidemment trancher à priori. Notre colonie active a d'autres exigences qu'une renfermnrie. L'application sans réserve du système de no-restreint a nécessairement transformé le mode de surveillance. Les conditions du service ne sont pas les mêmes, suivant qu'on se borne à garder l'aliéné ou qu'on s'applique à la régularisation de tous les actes de la vie active qu'on lui crée. On ne saurait non plus prendre un hôpital ordinaire pour terme de comparaison ; l'asile est une institution *sui generis*, ayant son cachet particulier. Cette vérité, bien connue et bien comprise, a été le point de départ d'un progrès qui, en améliorant la situation des aliénés, est destiné à rendre les plus grands services à la société. Entrevue par nos premiers maîtres en psychiatrie, elle a été pratiquement développée par M. le docteur Ferrus, auquel nous devrons peut-être bientôt une réforme analogue dans le régime pénitentiaire de nos prisons.

XIII.

Guérir quelquefois, soulager souvent, consoler et améliorer toujours, telle est la triple mission du médecin presque oublié dans les organisations anciennes, et qui, presque partout, a dû conquérir, au prix de son repos, le droit de détruire bien des préjugés et des erreurs. Ce n'est pas aux simples affections incidentes que son intervention s'adresse ; c'est par lui que le malade pense et agit et c'est en lui que se concentre la responsabilité du traitement physique et moral.

L'aliéné n'est plus, comme on le disait autrefois, un détenu valide ou infirme ; c'est toujours un malade qu'il faut étudier avec soin, dont il faut observer tous les actes, et dont il importe d'autant plus d'étudier toutes les fonctions, qu'il est ordinairement fort mauvais appréciateur des impressions qu'il ressent. Il est donc essentiel de grouper autour du médecin en chef un personnel médical instruit, zélé, actif et au niveau des obligations qu'imposent l'humanité et la science. C'est par sa valeur scientifique que notre institution doit se recommander ; c'est par là que les bonnes doctrines se propagent ; c'est enfin sur cette organisation que repose la confiance des familles.

XIII.

A côté de la pensée qui conçoit, se place nécessairement l'action qui l'applique ou qui en favorise le développement. C'est non seulement une question de nombre, mais une question d'aptitude qui mérite toute la sollicitude de l'administration.

Nous avons d'abord des auxiliaires précieux dans les sœurs de Saint-Charles, qui ne réclament d'autre privilége que celui de montrer l'exemple d'une soumission intelligente aux prescriptions de la loi et de la science.

De nouvelles bases ont été adoptées pour l'organisation

des infirmiers, qui a reçu des améliorations notables, tant sous le rapport du choix que sous celui de la tenue dont l'influence sur les malades ne saurait être révoquée en doute. Les ouvriers eux-mêmes ont dû comprendre que le travail est un agent thérapeutique et qu'il est de leur devoir de seconder chez les malades le réveil de l'activité intellectuelle. C'est vers l'amélioration de l'aliéné que converge tout le mouvement de l'asile, et c'est de cette idée fondamentale que découlent toutes les indications du service. La surveillance ne se borne pas à prévenir les évasions des malades, elle comprend les soins personnels que leur position réclame, la protection qu'ils doivent trouver contre tout danger, la direction à imprimer à tous leurs actes, et l'observation attentive de leurs habitudes qu'il faut, autant que possible, ramener à celles d'une vie normale.

Il faut que l'aliéné rencontre partout une raison qui le soutienne et modère ses écarts, que partout il se trouve en face des mêmes principes, et qu'il subisse à chaque instant l'heureuse influence de cette unité de pensée et d'action dont nous avons déjà parlé plus haut. C'est le principal élément de la discipline qui règne à Maréville et qui a déjà produit les plus heureux résultats. C'est en rendant justice à tous les dévoûments ; c'est en excluant de tout service hospitalier le caractère de la domesticité ; c'est en attachant une valeur morale à l'accomplissement du devoir qu'on fortifie l'action du personnel et qu'on peut faire concourir à un même but des agents aussi variés que les éléments pathologiques auxquels ils s'adressent.

XIV.

Pour bien comprendre quelles sont les influences hygiéniques à l'action desquelles il faut soumettre les malades, il importe de se rendre un compte exact des phénomènes qui signalent ordinairement le début de l'affection. Il faut se rappeler les modifications qui se produisent dans la période d'incubation, ne pas oublier que la cause déterminante n'agit qu'autant que son influence a été préparée par des conditions de causalité et observer que l'aliénation mentale est l'affection qui jette le trouble le plus marqué dans la constitution du sujet. La lenteur des formalités à remplir pour l'admission, le séjour plus ou moins prolongé dans des hospices non appropriés à cette destination viennent ajouter aux dangers de la maladie et rendre souvent le pronostic très-défavorable.

Ces circonstances imposent à l'administration des devoirs dont elle ne peut s'écarter sans les plus graves inconvénients. Quelle que soit la forme du délire, nous y rencontrons toujours une lésion notable de la sensibilité générale. Surexcitée, elle active outre mesure la dépense des forces; déprimée, elle ralentit le jeu naturel des fonctions. Aussi, sous l'influence d'une réaction énergique comme sous celle d'une douleur profonde, il se produit constamment dans l'économie, une perturbation dont il faut nécessairement tenir compte dans les diverses partie du régime intérieur. C'est à la situation présente qu'il faut l'approprier, et si l'on se rappelle parfois les conditions antérieures à la maladie, ce ne doit être que pour en corriger la mauvaise influence.

XV.

Il ne saurait y avoir rien d'arbitraire dans la fixation du régime alimentaire sur lequel on n'opère pas impunément des économies toujours préjudiciables à la santé générale. Tous les aliénistes sont d'accord sur ce point, et nous sommes heureux d'avoir pu introduire une réforme dont le besoin se faisait vivement sentir. Les prescriptions exceptionnelles ont presque disparu devant un régime commun meilleur, et il est résulté que l'économie bien entendue a encore trouvé son compte dans ces améliorations. Aliments variés dans leur nature et dans leur préparation, prédominance du régime gras, distributions fréquentes de légumes frais, usage habituel et journalier du vin, appropriation du régime à la constitution médicale du lieu et de la saison, proportionnalité aux besoins et aux idiosynchrasies, telles sont les règles suivies pour la direction de ce service qui se justifie par ses principes et par ses résultats.

Par suite de l'application de ce système, le nombre des gâteux a considérablement diminué, leur constitution s'est sensiblement améliorée, et ceux même qui ont persisté offrent quelquefois des rémissions assez longues. L'inappétence est devenue moins fréquente, et l'emploi plus judicieux des diverses denrées prévient une déperdition préjudiciable. Le retour à d'anciens errements serait une cause de désordre ; et il suffit d'entendre le langage de nos malades pour se faire une idée exacte des plaintes nombreuses que susciterait une réduction quelconque dans le régime actuel. Tout le monde est aujourd'hui d'accord sur ce point, et nos malades sont désormais en possession d'un régime approprié aux besoins de leur situation.

XVI.

En donnant une attention sérieuse au régime alimentaire, il ne faut pas négliger les autres soins hygiéniques. Depuis que nos aliénés ont une tenue plus décente, nous remarquons qu'ils sont moins déchireurs, qu'ils se prêtent mieux aux soins de propreté et qu'une sorte de coquetterie naturelle réprime les écarts désordonnés si fréquents autrefois sous l'influence de vêtements en mauvais état. La bonne organisation de la lingerie et du vestiaire est encore ici un puissant élément de traitement moral, surtout depuis que les vêtements sont faits autant que possible à la mesure de chacun. Ces soins ont même une importance telle que nos gâteux et gâteuses se maintiennent dans un état complet de propreté pendant toute la journée du dimanche. Il n'est pas moins essentiel de mettre les aliénés à l'abri des vicissitudes atmosphériques dont ils subissent facilement l'influence. Aussi nous empressons-nous de leur donner dès les premiers jours de septembre les vêtements de laine qu'ils ne quittent que dans le courant du mois de mai. Ce sont surtout les lypémaniaques et les déments qui sont, sous ce rapport, l'objet d'une attention toute spéciale. Le fréquent renouvellement du linge et des vêtements importe aussi beaucoup à la salubrité en prévenant ces émanations qui rendent inabordables les lieux où elles se répandent. Il y a encore, sous ce rapport, une amélioration réelle qui disparaîtrait bientôt si l'on opérait une réduction inopportune dans les allocations destinées à la consolider. Des modifications avantageuses ont été encore introduites dans le coucher. Une réforme radicale a été opérée chez les gâteux, qui ne couchent plus sur la paille, et nous avons encore remarqué ici combien les habitudes du malade se ressentaient avantageusement de ce confortable que l'on crée autour de lui.

C'est grâce à ces soins que la propreté de nos dortoirs égale celle des appartements les mieux tenus, et qu'il y règne un ordre remarquable à plus d'un titre. C'est donc en faisant de l'hygiène qu'on obtient des résultats que ne donnerait certainement pas l'usage des moyens coercitifs. C'est par suite de l'application persévérante de ce système que les habitudes de destruction si fréquentes autrefois tendent chaque jour à disparaître, et ne sont plus aujourd'hui qu'une très-rare exception. Un homme très-agité auquel, depuis plusieurs années, on maintenait la camisole, en raison de l'instinct irrésistible de destruction qu'il manifestait, est devenu instantanément calme et soigneux du jour où on lui a donné des vêtements neufs faits exprès pour lui. Depuis un an, ce soin pour la conservation de ses effets ne s'est pas démenti, même lorsqu'il est en proie à une excitation maniaque assez vive.

XVII.

Ce qui fait encore sur nos malades une impression marquée, c'est l'ordre successif et régulier des différents actes de la journée ; mais pour que cette régularité exerce l'influence qu'on en attend, il faut qu'elle ait sa raison d'être, non dans une fixation arbitraire, mais dans la nature même des choses. L'autorité, pour être absolue, doit être toujours fondée sur la raison. Les malades qui n'acceptent pas une volonté capricieuse ou inintelligente, se soumettent facilement aux règles qui leur sont le plus antipathiques, pourvu qu'elles soient dictées par un sentiment de justice et d'impartialité. Ils arrivent presque toujours à reconnaître si l'on apprécie leurs besoins et si l'on s'occupe d'eux avec toute la sollicitude que réclame leur position. Ceux-là même que possède la manie de se plaindre ou qui espèrent justifier par des plaintes leur demande de sortie, ne trouvant pas d'aliment à leurs accusations, s'appuient alors sur les prétextes les plus bizarres qui se réfutent d'eux-mêmes.

Le travail a pris, depuis l'année dernière, une très-grande extension ; il est à un double titre la source d'améliorations importantes. Il a complétement changé la physionomie de notre population qui, prenant une part active au service, est venue, par le réveil de sentiments sympathiques, apporter dans cette grande agglomération un nouvel élément d'ordre et de progrès. L'aliéné, dont on avait méconnu l'aptitude, est devenu un producteur intelligent ou automatique, suivant les cas. Aujourd'hui ce travail, toujours volontaire, réunit de nombreux adhérents, dont le zèle s'accroît avec le succès ; il est devenu un élément nécessaire de leur existence. Quand on voit maintenant nos compagnies de travailleurs, on a peine à comprendre qu'elles réunissent ces *ex-furieux* qui naguères encore étaient la terreur de ceux qui les approchaient. Ces ouvrages délicats qu'on croirait sortis des meilleurs ateliers de Nancy, ont été confectionnés par des femmes dont le délire présentait auparavant les paroxismes les plus dangereux, soit pour elles-mêmes, soit pour les autres. Elles ne se bornent pas aux travaux sédentaires ; la culture de la vigne, la récolte des légumes, la buanderie offrent un aliment à l'activité des plus agitées qui, sous la conduite des sœurs, parviennent à se discipliner admirablement. Partout règnent le mouvement et l'activité, sans trouble et sans confusion, et la rémunération la plus légère devient un puissant encouragement. Ces gratifications, envisagées surtout comme élément de traitement moral, sont une amélioration importante, dont l'expérience nous a permis d'apprécier les excellents effets.

L'élément intellectuel et moral n'a pas été négligé. L'école est un centre où l'aliéné vient souvent oublier ses erreurs. C'est là qu'il écrit sa correspondance dans laquelle il fait part à sa famille des impressions qu'il éprouve ; c'est là qu'il vient quelquefois dévoiler le secret de ses illusions ; c'est là enfin que, complétant une éducation imparfaite, il acquiert des connaissances qui lui étaient entièrement étrangères avant sa maladie. Bien des personnes ont pu déjà constater les succès obtenus pour l'enseignement de la musique vocale, succès d'autant plus remarquables que tout était à faire en l'absence de toute tradition musicale. L'asile d'aliénés exerce donc une action moralisante d'autant plus manifeste que nous avons vu plusieurs de nos malades sortir bien meilleurs après leur guérison qu'ils ne l'étaient avant l'invasion de la maladie.

Pour compléter l'ensemble des influences qui réagissent sur nos malades, nous devons mentionner le réveil du sentiment religieux, dont la démence même n'a pas effacé complétement les traces. Par le calme qu'ils montrent à la chapelle, par la tenue décente qu'ils y conservent, les aliénés nous prouvent qu'ils sont vivement impressionnés par la solennité à laquelle ils assistent. Ce recueillement, ce respect, cette suspension momentanée du délire donnent lieu à bien des réflexions consolantes, et nous n'avons vu personne qui ne fût profondément ému à la vue des résultats de cette influence morale.

Comme on le voit par cet aperçu, on rend l'existence de l'aliéné aussi complète que possible, et c'est grâce à l'ensemble de ces soins qu'on voit disparaître peu à peu tout ce qu'elle avait autrefois d'exceptionnel. Il vit de la vie ordinaire, mieux qu'aucun autre, puisqu'il est patroné par un régulateur intelligent. Il y a dans tout cela un enseignement qui ne doit pas être perdu et qui peut contribuer à éclairer les questions si longtemps controversées de l'éducation physique, intellectuelle et morale.

XVIII.

Aux indications que présente la maladie, aux mesures prescrites par la science, se rattachent nécessairement les moyens matériels qu'il faut mettre à la disposition de ce service pour qu'il fonctionne suivant les règles précises de son organisation. Ces moyens ont été créés par la loi de manière à placer l'appréciation du budget de l'asile dans des conditions toutes différentes de celles qui régissent les budgets ordinaires.

Ce que l'on donne à l'aliéné n'est point une aumône, mais la représentation de la somme payée par lui ou pour lui. C'est sur ses besoins de tout genre qu'a été fixé le taux de cette pension, et c'est en partant de cette donnée qu'on ne saurait admettre la possibilité d'altérer les conditions du programme qui a servi de base à ce contrat. Ce n'est donc pas par des économies sur les besoins réels des malades que se produisent les excédants de recettes, sur lesquels on doit toujours compter pour satisfaire à toutes les éventualités. Tant que l'aliéné n'est point placé dans la plénitude des conditions indispensables à son traitement, les bonis ne doivent être considérés que comme une réserve destinée à combler cette lacune en temps opportun. Jamais cette réserve ne doit enlever quelque chose au service ordinaire, car il ne serait pas juste de fonder le confortable des aliénés à venir sur des privations imposées à ceux qui nous sont confiés en ce moment. Il faut, d'un autre côté, que l'administration réalise chaque année des économies, soit pour les temps difficiles, soit pour d'autres éventualités, mais elle y parvient en faisant un judicieux emploi des ressources, en évitant les marchés onéreux, en répartissant les frais généraux sur une population plus nombreuse, en favorisant la production sous toutes les formes, en étendant la réputation de l'asile par le bien qu'on y accomplit, et en marquant chaque période par un progrès qui est toujours l'économie la plus réelle et la plus nette. L'opportunité dans la distribution des dépenses, la régularité dans la gestion de l'économat, l'action harmonique de toutes les forces vives sont aussi de puissants éléments d'économie. Enfin il importe également de ne jamais oublier que toute amélioration introduite en temps utile constitue pour l'avenir une économie bien plus réelle que la réserve métallique qu'on pourrait lui substituer. Il n'y a d'ailleurs ici qu'une interversion de date, car dans notre système, il arrive une époque où à une organisation complète vient nécessairement se joindre l'économie désirée. Elle est alors pleinement justifiée, puisqu'elle n'a coûté aux malades aucune privation.

XIX.

Après avoir succinctement indiqué les conditions hygiéniques de l'isolement et fait ainsi connaître les principes généraux d'administration d'un établissement de ce genre, il nous resterait à examiner les indications de l'isolement, les motifs pour lesquels il est la condition essentielle du traitement et les circonstances dans lesquelles il faut le prescrire; mais ce sujet a été traité par notre confrère, le docteur Morel, dans un mémoire intéressant auquel nous renvoyons le lecteur.

FIN.

www.ingramcontent.com/pod-product-compliance
Lightning Source LLC
Chambersburg PA
CBHW060502200326
41520CB00017B/4890